AF349930

Bulletin

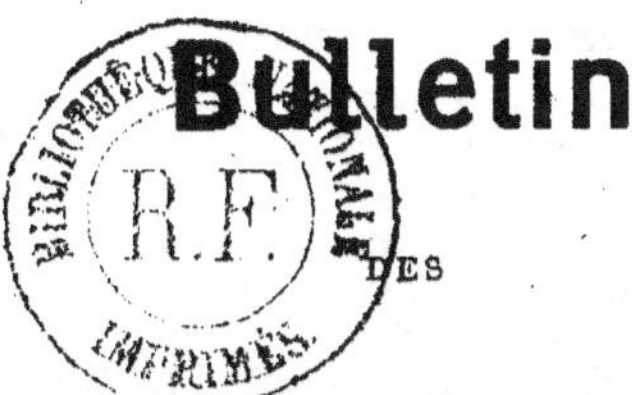

Sciences Pharmacologiques

ORGANE MENSUEL SCIENTIFIQUE ET PROFESSIONNEL

Fondé en 1899

Une satire contre l'École de Pharmacie de Paris, par
PAUL DORVEAUX.

(Bulletin des Sciences Pharmacologiques,
n° 10. — Octobre 1921.)

ABONNEMENTS :

PARIS ET DÉPARTEMENTS : **30** francs par an. — UNION POSTALE : **35** francs.

RÉDACTION : 4, avenue de l'Observatoire, PARIS

ADMINISTRATION et ANNONCES :
MM. VIGOT frères, 23, rue de l'École-de-Médecine (6ᵉ arrondissement).

Extrait du *Bulletin des Sciences Pharmacologiques.*

(Octobre 1921. — Tome XXVIII, p. 479.)

Une satire contre l'École de Pharmacie de Paris.

Le regretté professeur Bourquelot, mort le 26 janvier 1921, m'a fait l'amitié de me léguer deux pièces curieuses et intéressantes, dont l'une, manuscrite, est une violente satire anonyme contre l'École de Pharmacie de Paris, sous le règne de Louis XVIII, et l'autre, imprimée, est une sorte de petit journal satirique (*L'Asmodée*, n° 5), dont l'auteur, également anonyme, qui est bien certainement un pharmacien, critique et l'Académie des Sciences, et le Codex de 1818, récemment publié, et la nouvelle nomenclature chimique, et les rédacteurs du *Journal de Pharmacie*, et les pharmaciens de Paris. D'après une note du professeur Bourquelot, ces « deux documents proviennent des papiers de Blondeau », c'est-à-dire d'André Blondeau, qui, après la mort de Duchatelle (¹), survenue le 4 novembre 1819, acheta son officine située rue de Condé, 22, où il eut comme successeur son fils Paul : cette pharmacie, disparue depuis 1910, fut occupée par Blondeau père et fils (²) de 1820 à 1878.

La pièce manuscrite est ainsi conçue :

LE CHAR DE TRIOMPHE DE LA RUE DE L'ARBALETTE (*sic*)

Quels sont donc tous ces gens, de robes affublés,
Roulant dans un sapin (³), pêle-mêle foulés ?
Voyez-vous ce docteur au teint attrabilaire (*sic*),
Qui d'un air nonchalant, s'appuit (*sic*) à la portière :
Il me semble à regret se voir emprisonné
Avec tous ces frêlons (*sic*) au dard empoisonné.
Quel est ce papelard, cet homme radieux ?
Ah ! je le reconnais : c'est l'impudent Deveux,

---

1. Duchatelle (Louis-Antoine), reçu maître en pharmacie le 20 avril 1790, avait acheté l'officine tenue par Adrien-Henry Charas jusqu'à sa mort survenue en 1789.

2. André Blondeau, né en 1792, mort en 1869, fut un personnage considérable, dont la biographie se trouve dans le *Journal de Pharmacie et de Chimie*, 4ᵉ sér., 9, p. 228-231, Paris, 1869. Son fils Paul, reçu pharmacien le 3 août 1849, fut président de la Société de Pharmacie de Paris en 1879.

3. *Sapin*, synonyme de *fiacre*, date du règne de Louis XVI. V. Sainéan. *Le langage parisien au XIXᵉ siècle*. Paris, 1920, p. 364.

Esclave de PLUTUS, rampant par caractère,
Il ne sera jamais qu'un perfide confrère.
Admirez vis-à-vis le bienheureux GUIART,
Émul (*sic*) du papa, l'intrépide paillard ;
Mais, chute (*sic*), ici chacun de ses goûts suit la pente :
Deux fois il arrondit la taille à sa servante.
N'allons donc pas toujours nous exprimer (*sic*)
Sur un triste sujet par plaisir de rimer :
Laissons dormir près d'eux le caissier CHÉRADAME ;
Par amour du prochain n'attristons point son âme
Ne peut-on pas sans peine aimer un bon repas,
Devrait-il entraîner plus ou moins de faux pas,
Même être de BACCHUS le sectateur insigne,
Sans rien contre l'honneur se permettre d'indigne.
Oh ! j'aperçois CHAUSSIER, ce caustique ergoteur,
Disputer sur un mot : c'est là le vrai bonheur.
S'il trouve un champion, ce terrible adversaire
Aussitôt l'abat-t-il (*sic*), par KUNCHEL (*sic*), par HOMÈRE (¹) ;
Vomissant par lambeaux le grec et le latin,
Il réduit aux abois son rival incertain.
Remarquez-vous aussi cette figure étrange,
Ce chimiste fameux, le célèbre LAGRANGE,
Plagiaire connu, dont les poudreux écrits
Sautent de chez BERNARD chez l'épicier DUPUIS.
Étonné du succès d'une heureuse analyse,
Croit déjà surpasser et MACQUER (²) et MOYSE (³).
Oublions que jadis sur des myrtes (*sic*) fleuris
On greffa ses lauriers dans les champs de CYPRIS.
Tous ainsi rassemblé (*sic*), cette meute savante
Chez les pharmaciens en grognant se présente,
Visitant tour à tour l'erboriste (*sic*) épicier,
Tout remuer et partout veut tout visiter (*sic*).
L'onguent entre ses mains en opiat se change ;
Le laurier en chardon, l'*alhandal* (⁴) en orange,
Et prodige étonnant de son talent divin,
Nomme sirop de miel le sirop de raisin ;
Enfin, pour terminer leur bizarre séance,
Ils reçoivent six francs et font la révérence.

Cette basse satire est probablement l'œuvre d'un pharmacien, qui, par suite de la mauvaise tenue de son officine, eut à se plaindre de la *visite* (on dit de nos jours : *l'inspection*) des pharmacies. En tout cas, s'il manquait de talent poétique, il ne manquait pas de venin, car sa mauvaise poésie, où les fautes d'orthographe et de prosodie abondent, n'est qu'un tissu de vilenies et de méchancetés.

1. KUNCHEL, c'est le chimiste allemand KUNCKEL, qui découvrit le phosphore en 1668. Le rapprochement de KUNCKEL et d'HOMÈRE est bizarre.

2. MACQUER, chimiste français, né à Paris en 1718, mort en 1784.

3. MOYSE. C'est MOYSE CHARAS, « apoticaire artiste du Roy en son Jardin Royal des Plantes », né en 1618, mort en 1698.

4. *Al handal*, nom arabe de la *coloquinte*.

La visite des pharmacies, qui date de l'origine des corporations d'apothicaires, fut réorganisée par la loi du 21 germinal an XI (11 avril 1803), dont l'article 29 est ainsi conçu : « A Paris et dans les villes où seront placées les nouvelles Écoles de pharmacie, deux docteurs et professeurs des Écoles de médecine, accompagnés des membres des Écoles de pharmacie et assistés d'un commissaire de police, visiteront, au moins une fois l'an, les officines et magasins des pharmaciens et droguistes, pour vérifier la bonne qualité des drogues et médicaments simples et composés ». Peu après, l'arrêté du 25 thermidor (13 août 1803) fixait « les frais de ces visites à six francs pour chaque pharmacien et quatre francs pour chaque épicier ou droguiste ».

Les inspecteurs mentionnés dans la satire sont au nombre de six : 1° un docteur anonyme ; 2° DEYEUX ; 3° GUIART fils ; 4° CHÉRADAME ; 5° CHAUSSIER ; 6° BOUILLON-LAGRANGE. Ces personnages étaient bien tous chargés de la visite des officines ; mais, comme nous allons le voir, ils ne pouvaient opérer ensemble ni se rencontrer dans le même « sapin ».

A Paris, l'inspection des pharmacies était faite en habit de ville, et non en « robe », par deux professeurs de l'École de médecine, le directeur, le directeur adjoint, le trésorier et les quatre professeurs de l'École de pharmacie, assistés de deux commissaires de police. Tous ces personnages étaient répartis en deux groupes, dont chacun comprenait un médecin et un policier ; et chaque groupe circulait dans un carrosse de louage. Or, notre auteur place dans le même fiacre trois médecins : le docteur anonyme, DEYEUX et CHAUSSIER, avec trois pharmaciens : GUIART fils, CHÉRADAME et BOUILLON-LAGRANGE, sans commissaire de police ; ce qui est invraisemblable.

NICOLAS DEYEUX, né à Paris en 1745, était le neveu du riche apothicaire PHILIPPE-NICOLAS PIA, à qui il succéda, en 1772, dans son officine de la Croix-Rouge. Il y avait amassé une fortune considérable, lorsque survint la Révolution qui le ruina et faillit lui être funeste. En 1794, il est à l'École de médecine l'adjoint de FOURCROY, à qui il succède, l'année suivante, dans la chaire de chimie. Devenu premier pharmacien de la maison de l'empereur, il rétablit sa fortune, dont il jouit jusqu'à sa mort, survenue le 25 avril 1837, à l'âge de quatre-vingt-douze ans. A. CHEVALLIER (*Journal de Chimie médicale*, 1837, p. 515) et l'auteur anonyme de l'*Éloge de Nicolas Deyeux* (Paris, 1840, p. 16) font allusion à la prétendue avarice de cet honnête homme, à qui notre satirique décoche l'épithète d' « esclave de PLUTUS ».

FRANÇOIS CHAUSSIER, né à Dijon le 2 juillet 1746, y pratiqua la médecine et la chirurgie, devint pensionnaire de l'Académie de cette ville, professeur d'anatomie, de chimie, de médecine légale, etc., et se fit remarquer par ses recherches scientifiques, son enseignement et ses publications. Appelé à Paris en 1794 pour collaborer avec FOURCROY à l'organisation de l'enseignement médical, il fut peu après nommé à la

chaire d'anatomie et de physiologie de l'École de Médecine de Paris ;
puis il obtint les postes suivants : médecin de l'École Polytechnique,
médecin en chef de la Maternité, président des jurys médicaux pour la
circonscription de la Faculté de Paris, etc. En cette dernière qualité,
CHAUSSIER se transportait chaque année dans un certain nombre de
départements pour présider aux examens des candidats aux diplômes
d'officier de santé, de pharmacien de 2ᵉ classe (¹) et de sage-femme. Il
mourut à Paris, le 19 juin 1828.

Le 9 frimaire an XII (1ᵉʳ décembre 1803), CHAUSSIER et DEYEUX avaient
été désignés par l'École de médecine pour présider aux examens de
l'École de pharmacie et à la visite des officines du département de la
Seine.

GUIART fils, né à Paris le 28 juillet 1763, avait succédé, en 1818, à son
père dans la chaire de botanique de l'École de pharmacie. Il demeurait
alors au nᵒ 12 de la rue des Poules (²) : c'est sans doute pour cela que
notre satirique le représente comme un bon coq. GUIART fils mourut le
22 janvier 1848, âgé de quatre-vingt-cinq ans. Comme il était membre
de la Société de pharmacie de Paris et de l'Académie de médecine, son
éloge fut prononcé au nom de ces deux Compagnies par EUGÈNE SOUBEI-
RAN, professeur à l'École de pharmacie.

CHÉRADAME, né à Argentan en 1738, fut reçu maître apothicaire en 1775
avec une synthèse illustrée, dont un fac-similé se trouve à la fin de
mon *Catalogue des thèses soutenues devant l'École de pharmacie de
Paris* (Paris, 1891) ; puis il s'établit rue Saint-Denis et devint prévôt du
Collège de pharmacie. Il fut nommé trésorier de l'École naissante de
pharmacie, à l'âge de soixante-six ans, et occupa cet emploi jusqu'à sa
mort, survenue le 24 août 1824, c'est-à-dire pendant vingt ans. Bien
qu'il fût membre de la Société de pharmacie et de l'Académie de médecine, il disparut sans que la moindre nécrologie lui fût consacrée. Notre
satirique lui reproche d' « aimer un bon repas » et d' « être de BACCHUS
le sectateur insigne » ; mais il exagère bien certainement, car un ivrogne
n'atteint généralement pas sa quatre-vingt-sixième année.

LAGRANGE, c'est BOUILLON-LAGRANGE, qui jusqu'à la Révolution s'appela
BOUILLON DE LA GRANGE. Né à Paris en 1764, il fut reçu maître en pharmacie en 1787, puis il tint, rue Saint-Martin, une officine qu'il aban-
donna pour suivre FOURCROY à l'Athénée de Paris, où il fit un cours de
chimie. Ayant échappé aux massacres de 1793, il fut affecté à l'armée
de la Vendée en qualité de pharmacien de 3ᵉ classe (³), puis nommé chef
des travaux chimiques à l'École Polytechnique : c'est là qu'il eut l'occa-

1. La bibliothèque de la Faculté de Pharmacie de Paris possède une collection de
synthèses soutenues en province « sous la présidence du professeur CHAUSSIER »
pendant les années 1805 à 1816.

2. La *rue des Poules* s'appelle de nos jours rue LHOMOND (Vᵉ arrondissement).

3. BALLAND (A.). *Les Pharmaciens militaires français*. Paris, 1913, p. 266.

sion de se faire remarquer de NAPOLÉON, qui se l'attacha en qualité de pharmacien ordinaire. Reçu docteur en médecine à Strasbourg en 1805, il devint le médecin de l'impératrice JOSÉPHINE, qu'il refusa de quitter après sa répudiation (16 décembre 1809). BOUILLON-LAGRANGE fut attaché à l'Ecole de pharmacie dès sa création : professeur de chimie en 1803, il devint directeur adjoint en 1829 et directeur en 1832. Il était encore en fonction lorsqu'il mourut le 24 août 1844. Depuis la Révolution jusqu'à son décès, BOUILLON-LAGRANGE ne cessa de pratiquer la médecine. Il est l'auteur de nombreux ouvrages de pharmacie et de chimie dont beaucoup furent publiés par BERNARD, libraire de l'Ecole Polytechnique, quai des Grands-Augustins. Le distique : « Oublions que jadis, etc. » se rapporte peut-être à la charge de médecin de l'impératrice que valut à BOUILLON-LAGRANGE le mariage de NAPOLÉON avec JOSÉPHINE.

Pour notre satirique, les inspecteurs sont des ânes bâtés, car ils confondent l'onguent avec l'opiat, le laurier avec le chardon, la coloquinte (qu'il appelle de son nom arabe : *al handal*) avec l'orange, et le sirop de miel avec le sirop de raisin. Inutile d'insister sur cette plaisanterie grossière !

Dᵣ PAUL DORVAUX,
Bibliothécaire en chef à la Faculté de pharmacie
de Paris.

Paris. — L. MARETHEUX, imprimeur, 1, rue Cassette. — 12326.

Bulletin des Sciences Pharmacologiques

Fondé en 1899 par un groupe d'universitaires, d'industriels et de pharmaciens scientifiques et praticiens, le *Bulletin des Sciences Pharmacologiques* n'a eu d'autre but que d'orienter, de soutenir et de compléter les efforts et les connaissances du corps pharmaceutique, en vue de l'amélioration progressive de sa situation générale.

Il s'est affirmé comme l'organe professionnel le mieux documenté et le mieux informé.

Poursuivant sa destinée et plus déterminé que jamais à accentuer son influence et à faire œuvre utile et généreuse, le *Bulletin des Sciences Pharmacologiques* n'a qu'une préoccupation : *agir en communion d'idées avec l'élite corporative et associer, pour le bien commun, l'ensemble des bonnes volontés.* Aussi a-t-il pris la résolution de ne rien négliger pour établir des relations constantes avec ses collaborateurs et ses abonnés. Il sollicite leurs suggestions; il réclame leurs critiques. Il sent combien l'appui d'un groupe puissant et courageux peut aider les actions syndicales. Son indépendance l'autorise à défendre toutes les causes lorsque le bien de la profession en est l'objet.

Mais il entend aussi suivre et activer le mouvement scientifique. Il veut que le pharmacien moderne soit instruit et guidé. Il met tout en œuvre pour que les découvertes, les travaux, les perfectionnements, les recherches de laboratoire, les progrès de l'industrie soient portés à la connaissance de ses lecteurs. Il poursuit ainsi un double but : l'éducation professionnelle, l'enseignement technique et scientifique.

D'où sa division en deux parties :

La première, consacrée aux *Intérêts Professionnels* proprement dits, confiée à des mains expertes, dirigée par des esprits compétents, a pour mission de renseigner le monde pharmaceutique sur ses devoirs et sur ses droits. Le pharmacien doit être discipliné; mais il doit aussi être estimé et honoré. C'est pour sa défense et pour son éducation que, rejetant les polémiques acerbes et les vaines querelles, la rédaction s'efforce d'être documentée, d'apporter des observations et des indications judicieuses et utiles. Une large place est accordée à la partie juridique, si importante dans une profession où les lois et les décrets se multiplient et s'enchevêtrent, tant les conditions mêmes de son exercice sont étroitement liées avec la protection et la défense de la santé publique.

La seconde partie du *Bulletin des Sciences Pharmacologiques* est réservée à l'action scientifique mondiale. Elle renferme tout ce qui touche la chimie, la pharmacie, l'analyse des denrées alimentaires, l'étude des fraudes, l'existence des médicaments nouveaux, les progrès de l'art médical, ceux du mouvement industriel.

Le pharmacien instruit doit jouer dans les conseils d'hygiène, dans l'application des lois sociales, un rôle de plus en plus marqué : c'est pourquoi les questions relatives à l'hygiène publique, à l'économie rurale et agricole, figureront à l'avenir dans cette seconde partie du *Bulletin*. Il en va de même pour les laboratoires biologiques et bactériologiques dont les travaux et la direction incombent désormais au pharmacien.

Le *Bulletin des Sciences Pharmacologiques* s'adresse uniquement aux pharmaciens soucieux de leur valeur. Il ne sollicite que ceux-là. Il veut être lu par l'élite de la profession, car il tient à honneur de rester ce qu'il a toujours été : le journal de choix des pharmaciens français.

BULLETIN DES SCIENCES PHARMACOLOGIQUES

23, rue de l'École-de-Médecine, PARIS (6ᵉ)

BULLETIN D'ABONNEMENT

Je soussigné ....

demeurant à ....

déclare souscrire un abonnement au Bulletin des Sciences Pharmacologiques, *à partir du 1ᵉʳ janvier 19* .   SIGNATURE :

Prix de l'abonnement : France, 20 fr. ; Union postale, 25 fr.

NOTA. — Le montant de l'abonnement peut être envoyé par chèque ou mandat postal jusqu'au 10 février de chaque année. Passé ce délai, il est recouvré par les soins de l'Administration augmenté des frais de recouvrement (0 fr. 75 pour Paris et 1 fr. pour la province). Les abonnés étrangers sont priés d'envoyer le montant par le moyen le plus aisé qui soit à leur convenance.

Les abonnements partent tous du 1ᵉʳ janvier de chaque année.

Paris. — L. MARETHEUX, imprimeur, 1, rue Cassette.

www.ingramcontent.com/pod-product-compliance
Lightning Source LLC
LaVergne TN
LVHW010811180726
843502LV00011B/4453